SAIL-LES-BAINS

Dit Les CHATEAU-MORAND (Loire)

EAUX THERMALES SILICATÉES

PAR

E. BARANGER

DOCTEUR EN MÉDECINE DE LA FACULTÉ DE PARIS
MEMBRE DE PLUSIEURS SOCIÉTÉS SAVANTES
MÉDECIN DE L'ÉTABLISSEMENT THERMAL DE SAIL-LES-BAINS
CHEVALIER DE LA COURONNE D'ITALIE
OFFICIER DU MEDJIDIÉ ET DE SAINT-STANISLAS

PARIS

IMPRIMERIE DE LA PUBLICITÉ (REVERCHON & VOLLET)

18, Rue d'Enghien, 18

1880

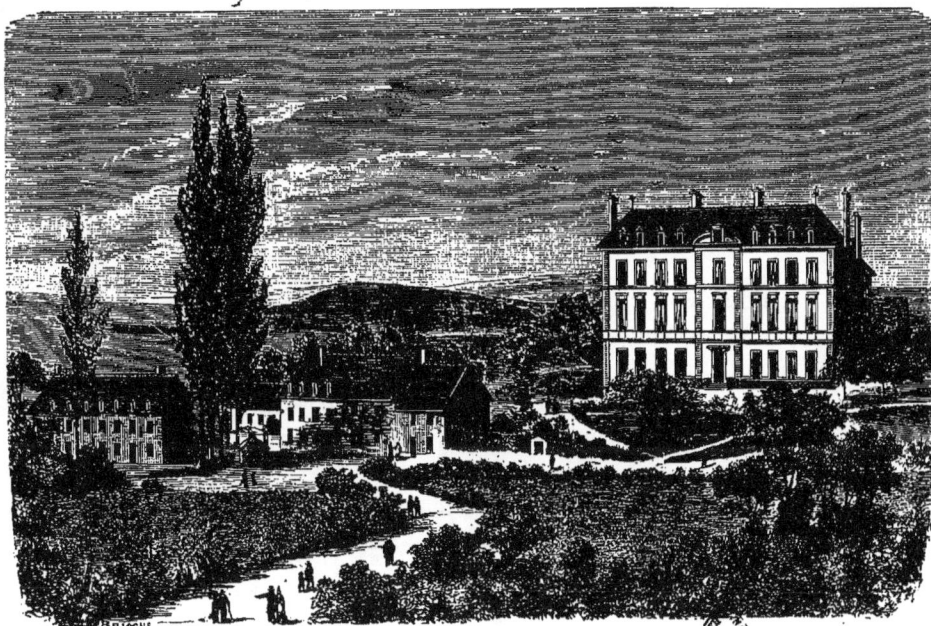

Vue de l'établissement thermal de Sail-les-Bains

SAIL-LES-BAINS

Dit Les CHATEAU—MORAND (Loire)

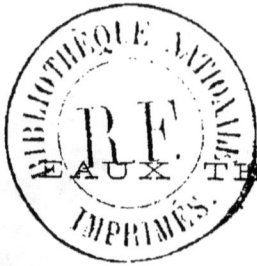

EAUX THERMALES SILICATÉES

PAR

E. BARANGER

DOCTEUR EN MÉDECINE DE LA FACULTÉ DE PARIS
MEMBRE DE PLUSIEURS SOCIÉTÉS SAVANTES
MÉDECIN DE L'ÉTABLISSEMENT THERMAL DE SAIL-LES-BAINS
CHEVALIER DE LA COURONNE D'ITALIE
OFFICIER DU MEDJIDIÉ ET DE SAINT-STANISLAS

PARIS

IMPRIMERIE DE LA PUBLICITÉ (REVERCHON & VOLLET)

18, Rue d'Enghien, 18

—

1880

On se rend à Sail-les-Bains
par la Gare d'Orléans
Gare de Saint-Martin-d'Estréaux
(Loire)

Les Omnibus de l'établissement se rendent
pour chaque train
à la Station de Saint-Martin-d'Estréaux
Ligne du Bourbonnais, à une heure de Vichy

SAIL-LES-BAINS

Dit Les CHATEAU-MORAND (Loire)

EAUX THERMALES SILICATÉES

Les eaux thermales de Sail-les-Bains sont d'origine romaine, ainsi que l'attestent le nom même (Salio, je jaillis) et les médailles de Caracalla et de Vespasien, trouvées dans les fondations.

Elles n'ont jamais cessé d'être très fréquentées, comme le démontrent la chronique d'Anne d'Urfé et les écrits du chanoine de La Mure, de Barrère, de Raulin, de Mérat, de Delens, de Duclos, etc.

Dans le seizième siècle, Sail-les-Bains jouissait d'une réputation que bien d'autres établissements, aujourd'hui très florissants, lui envieraient ; les grandes dames du règne de Henri III venaient, disent les chroniques du Forez, s'y rajeunir, et une des sources porte aujourd'hui le nom d'Urfé, en souvenir de la belle Diane de Château-Morand, chantée dans *l'Astrée*.

Malgré les détériorations que les évènements firent subir à l'établissement, ces eaux n'en continuèrent pas moins à justifier la confiance des populations voisines ; chaque année, les médecins des environs, encouragés par leur propriété curative, conseillaient ces eaux à leurs malades atteints particulièrement de maladies de peau, la source sulfureuse étant, dit le docteur Hugues, auquel nous empruntons beaucoup, la seule à laquelle il fût possible de puiser.

En 1778 le docteur Richard de La Prade, de si honorable mémoire, donnait en quelques lignes cette précieuse indication : « Il existe à Sail trois sources d'eaux thermales et une quatrième qui est froide. »

Le passé de Sail et les nombreux cas de guérison des maladies traitées à cette station attirèrent l'attention du gouvernement et de l'Académie de médecine sur ces eaux minéro-thermales. L'Académie, désirant aussi connaître les causes de l'antique réputation de cet établissement, nomma une commission spéciale et fit faire une analyse de ces eaux. Sur les conclusions du rapporteur M. Ossian Henry, en 1845, elle déclara que *les eaux de Sail-les-Château-Morand*, aujourd'hui Sail-les-Bains, *ne présentaient aucune analogie avec les autres eaux minérales qui sourdent dans les départements voisins; qu'on devait en attendre de grands avantages pour le soulagement d'affections chroniques de différentes natures, et qu'il était important qu'elles fussent rétablies.*

C'est à la suite de cet avis motivé par l'Académie de médecine (séance du 6 mai 1845) que M. le ministre du commerce autorisa le rétablissement des bains de Sail-les-Château-Morand, et les plaça sous le patronage direct du gouvernement en les déclarant *d'utilité publique*, par son arrêté du 28 juillet 1845.

En 1847, M. le comte Du Hamel, propriétaire des thermes, y fit faire de grands travaux sous l'habile direction de M. François, le savant ingénieur des eaux minérales de l'Etat, que M. le docteur Merle des Isles était allé chercher à Vichy. Les travaux entrepris à Sail mirent au jour des fondations romaines et firent jaillir à dix mètres de hauteur une source très abondante, fournissant 1,150,000 litres d'eau à 34 degrés centigrades, par vingt-quatre heures.

Cette source, à laquelle M. Du Hamel a donné son nom, s'appelait, avant les sondages pratiqués par M. François, à l'instigation de M. le docteur Merle des Isles, Source du Saule, parce qu'elle sortait au pied d'un saule en un mince filet d'eau.

Cette abondance d'eau minérale amena la création de l'établissement de bains qu'on a beaucoup développé depuis et qu'une puissante compagnie. financière dirige aujourd'hui.

Depuis 1845 la fortune des divers possesseurs de Sail-les-Bains n'avait pas permis de poursuivre les immenses travaux qui avaient été déjà commencés et que les propriétaires étaient bien décidés à exécuter, vu l'importance de la station thermale et les magnifiques guérisons obtenues. La révolution de 1848 n'a pas permis à M. Du Hamel de vendre Sail-les-Bains à l'État, malgré la promesse du ministre, M. Cunin-Gridaine. Les circonstances politiques, en éloignant de Sail-les-Bains le restaurateur de ses thermes, firent passer l'exploitation, à peine commencée, entre les mains d'administrateurs nouveaux, qui ont doté cette station minérale d'un magnifique hôtel, d'une immense piscine et d'un système de douches complet. Malheureusement, l'insuffisance des ressources et le peu d'entente des propriétaires associés arrêta encore une fois la fortune de Sail. Aujourd'hui, il n'est heureusement plus besoin que de persévérance pour que les thermes de Sail, tout en faisant la fortune des propriétaires, rendent la santé à de nombreux malades. L'intelligence, les capitaux et le zèle ne reculeront devant aucun sacrifice et devant aucun effort pour élever Sail-les-Bains au rang que lui assignent ses importantes propriétés curatives.

Les travaux de restauration sont entrepris avec une grande activité, une nouvelle ère de prospérité, cette fois bien définitive, est ouverte pour Sail-les-Bains, car de tous les côtés de la France et de l'Europe de nombreux visiteurs s'y sont portés pendant la saison thermale de 1879.

Le nouvel établissement, confortablement installé, est en état de recevoir des hôtes nombreux ; les bains, la piscine, l'hydrothérapie, la gymnastique ajoutent leurs puissants effets à la vertu des eaux et prédisposent le malade à user des plaisirs qu'un hôtel luxueux et bien servi, un casino qui ne laisse rien à désirer, un parc de 25 hectares, des sites ravissants et des excursions historiques offrent aux visiteurs.

Les eaux de Sail sont devenues, comme autrefois, une de nos richesses thermales les plus précieuses.

L'établissement de Sail présente le singulier phénomène de réunir, dans un très petit espace, six sources minérales dont plusieurs appartiennent aux quatre grandes divisions admises par les auteurs, eaux *salines, ferrugineuses, sulfureuses* et les autres alcalines *silicatées*.

Les eaux silicatées de Sail, dont la source Du Hamel est la plus haute expression, ne rentrent dans aucune classification connue des Eaux minérales ; car si on leur enlève la silice et les silicates de soude, de potasse et de lithine, qu'elles contiennent en grandes proportions, ce ne sont pas les faibles doses de bicarbonate de soude qui y sont dissoutes qui peuvent les faire admettre dans la classe des eaux alcalines d'où les exclueraient peut-être de riches et heureuses rivales ; et, d'autre part, ce ne sont pas les quantités de sels de fer, de manganèse, de soufre et de chlorures salins qui leur feraient ouvrir les portes des autres sections minérales, ferrugineuses, sulfureuses et salines.

Les médecins hydrologues sont forcés de faire une nouvelle classe d'eaux minérales, dites *silicatées,* parmi lesquelles il convient de donner une place prépondérante aux eaux de Sail-les-Bains. En effet, la prédominance quantitative de silice et de silicates, une faible minéralisation par rapport à d'autres principes salins et l'absence de tout autre agent énergique laissent aux *silicates* une liberté complète dans leurs actions thérapeutiques ainsi que dans leurs manifestations physiologiques.

Aucune eau minérale française ou étrangère ne peut leur être comparée sous ce rapport. Elles offrent le type des eaux minéro thermales dépuratives, reconstituantes et sédatives, effets qu'elles doivent à leurs propriétés physiques et à leur composition chimique.

On pourrait douter de leurs vertus curatives, vu leur faible minéralisation, si on leur enlevait les silicates ; car c'est à l'action de ces sels, presque encore inconnus, qu'et due la célébrité dont a joui autrefois cette station thermale.

Les procédés d'analyse, chaque jour plus perfectionnés, ont permis de découvrir dans ces sources des principes qui ont donné la clef de propriétés thérapeutiques jusqu'alors inexplicables.

Les médecins hydrologues ont été peut-être trop indifférents à l'égard de certains agents auxquels on n'a pas accordé toute la valeur qu'ils méritent.

On a certainement exagéré l'importance de certains éléments minéralisateurs. Il n'existe pas de sources n'ayant qu'une espèce de sels, le plus souvent elles en renferment un très grand nombre et cette abondance même aboutit à la neutralisation des effets curatifs. La diversité des agents chimiques enlève souvent à un principe minéral, comparativement peu abondant, l'intérêt que ses propriétés curatives doivent inspirer, bien qu'administré à moindre dose.

Beaucoup d'eaux minérales, et parmi elles nous nous contenterons de citer, en France, Plombières et Néris, ne sont pas plus riches en principes minéraux, et cependant leurs bons effets sont reconnus et appréciés depuis longtemps, ce qui prouve, qu'en hydrologie, la chimie est un guide trop souvent infidèle encore.

C'est aux observations cliniques qu'il faut principalement s'en rapporter aujourd'hui pour se bien convaincre des vertus d'un médicament, et les eaux minérales ne sont pas autre chose; alors on pourra se convaincre que loin d'être anodines, les eaux de Sail sont capables de fournir d'inappréciables ressources aux malades et aux médecins chargés de leur indiquer la route la plus sûre et la plus courte pour arriver à la santé.

Depuis quelques années, des études plus sérieuses, entreprises par des médecins hydrologues distingués, nous ont permis de mieux connaître la composition chimique et les propriétés thérapeutiques de nos eaux minérales françaises.

Les malades, sérieusement dirigés par leurs médecins, ont suivi l'impulsion qui leur av   été communiquée, et appré-

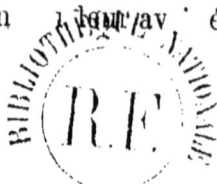

ciant mieux nos stations thermales, ont cessé d'encombrer
les stations allemandes, souvent moins efficaces, toujours
plus coûteuses, et qu'une mode incompréhensible avait pré-
conisées outre mesure.

Nous pouvons affirmer hautement que les silicates de Sail-
les-Bains agissent avec autant d'énergie et d'efficacité que
ceux de Schlangenbad et autres thermes allemands.

Nous ne saurions mieux faire que de présenter à nos lecteurs un résumé succinct que nous empruntons au. beau
travail d'un ancien inspecteur des eaux de Sail, M. le docteur
Hugues, sur le rôle des silicates et de la silice dans les eaux
de cette station en particulier.

« La silice est un des corps les plus répandus dans la
nature. Elle fait partie de toutes les roches primitives, des
argiles, des terrains de diverses formations; elle entre dans
la gangue de beaucoup de minéraux, dans presque toutes les
pierres précieuses, les cendres de la plupart des végétaux et
dans la composition de certaines eaux minérales.

Elle offre, en effet, deux variétés : l'état anhydre et l'état
hydraté.

La silice anhydre est insoluble; elle constitue la plupart
des quartz cristallisés; on la prépare en soumettant les hy-
drates à la calcination.

La silice hydratée peut renfermer les éléments de l'eau, en
proportions variables, depuis les agates, qui en contiennent
une très faible quantité, un à deux pour cent, jusqu'à la silice
gélatineuse qui en absorbe jusqu'à seize et demi pour cent.

On prépare la silice en traitant le fluorure de silicium par
l'eau, il se produit de l'acide hydrofluosilicique et de la silice
gélatineuse.

La silice s'obtient également à l'état gélatineux lorsqu'on
traite les silicates alcalins par un acide.

La silice gélatineuse est légèrement soluble dans l'eau; on
la trouve, en plus ou moins grande quantité, dans les eaux
minérales, notamment en Islande. Il est douteux qu'elle y
préexiste à l'état libre; l'opinion de M. Ossian Henry est

qu'elle est mise en liberté par suite de la décomposition des silicates au contact de l'acide carbonique, de l'eau ou de l'air. Dans ce cas, il se forme un carbonate alcalin, la silice libre est dissoute et flotte en partie dans le liquide.

La silice se combine avec les bases en diverses proportions; tantôt il y a excès de silice, tantôt il y a excès de base.

Les silicates alcalins avec excès de base sont les seuls solubles dans l'eau; on les trouve dans la composition des eaux minérales, et on peut les obtenir directement en fondant une matière siliceuse avec un carbonate alcalin. L'acide carbonique, volatil, se dégage par la chaleur, et l'acide silicique, plus fixe, se combine avec la base pour former un silicate.

Les eaux de Sail-les-Bains tirent leurs propriétés de la silice et des silicates alcalins qu'elles contiennent.

La silice et les silicates ont été peu employés en médecine jusqu'à ces dernières années.

Les services que ces principes minéraux pouvaient rendre étaient tombés dans l'oubli. A une époque reculée, *Basile Valentin* se servait de la *liqueur des cailloux* (c'était alors le nom par lequel on désignait la silice et ses dérivés), dans certains cas *d'affections articulaires* et dans les *maladies de la vessie*. On la préparait alors en faisant bouillir la potasse caustique avec des cailloux ou du sable. Le produit n'était autre chose que du silicate de potasse avec excès de base.

Faute de faits positivement articulés, la liqueur des cailloux, très vantée par Basile Valentin, tomba plus tard en désuétude, et la postérité médicale passa longtemps indifférente devant ce médicament autrefois célèbre, parce qu'elle ne retrouva plus les faits matériels seuls capables d'éclairer la raison.

Mais heureusement, depuis lors, les travaux plus modernes et plus scientifiques des docteurs *de La Prade, Cabrol, Shun, Gigot Suard, Pétrequin et Socquet, Bonjean, Mougeot, Rimaud, Bellely, Merle des Isles, Durand Fardel, Rabuteau* et *Papillon, Picot, Marc Sée, Gontier, Dubreuil, Hugues,* et d'une foule de praticiens les plus distingués; entre autres,

ceux tout récents de M. le docteur *Constantin Paul*, professeur agrégé de la Faculté de médecine et médecin de l'hôpital
Lariboisière. Les succès obtenus, grâce aux eaux de Sail, à
l'hôpital de l'Enfant-Jésus, à l'hôpital Necker, à l'hôpital
Lariboisière et à l'hôpital Beaujon sont venus donner force
de loi à l'emploi en médecine des Eaux de Sail-les-Bains,
si riches en silicates de soude, de potasse et de lithine.

Les études cliniques ont succédé aux études scientifiques
sur les silicates et sur l'emploi des eaux silicatées de Sail.
Nous donnerons une analyse succincte des principaux travaux publiés sur cet important sujet de thérapeutique, et
nous la ferons suivre de quelques observations prises à Sail
en 1879 et qui confirment celle des précédents inspecteurs
de Sail, MM. les docteurs Merle des Isles et Hugues.

Les remarquables travaux du médecin *Richard de La
Prade*, publiés en 1778, constatent les bons effets des silicates.

Mais c'est à *MM. Pétrequin* et *Socquet* que revient le mé-
rite d'avoir replacé, sur son véritable terrain scientifique, la
question de l'emploi de la silice et des silicates en médecine.
Ces savants acceptèrent l'analyse chimique comme base de
leur classification des eaux minérales. Ils touchaient aisé-
ment à leur but, lorsqu'ils furent arrêtés par un petit nombre
d'eaux minérales qui ne pouvaient entrer dans aucune classification existante, et parmi elles, Sail-les-Bains était la
plus importante.

Le chiffre de la silice était ici en telle prédominance quantitative qu'ils furent obligés de créer une nouvelle classe,
celle des *Eaux alcalines mixtes silicatées*.

Mais cette dénomination, qui accorde trop d'importance
aux doses infimes de carbonates alcalins, doit être remplacée
par le nom plus générique d'*eaux silicatées*.

MM. Pétrequin et Socquet furent naturellement conduits
à aborder l'étude des propriétés physiologiques et thérapeutiques de la silice et des silicates. C'est ici que commence la
véritable difficulté !

Nulle part on ne s'était jusque-là scientifiquement occupé de cette question. Les premières éditions du traité de thérapeutique de Trousseau et Pidoux n'en parlaient pas. Les recueils homéopathiques seuls donnaient, sous forme d'aphorisme, la définition suivante : « *L'acide silicique a la propriété de diminuer le calibre des vaisseaux.* »

Les deux médecins de Lyon se mirent à l'œuvre ; l'un d'eux tenta de créer la question physiologique en expérimentant le silicate de soude sur lui-même ; il reconnut que 0,50 centigrammes de ce sel, ajoutés à l'eau de Saint-Galmier, rendaient les urines alcalines. Il obtint le même effet avec 0,25 centigrammes, et il en conclut que les sels de silice agissaient dans l'organisme comme les bicarbonates alcalins, mais qu'ils avaient l'avantage d'agir ainsi à moindres doses.

M. Socquet essaya le même traitement sur les malades de l'Hôtel-Dieu de Lyon ; il lui trouva, d'accord en cela avec la clinique de Plombières, d'Évaux, de Sail-les Bains, etc., une action efficace dans la gravelle et la goutte, et le proposa comme devant combattre avantageusement tous les accidents de la *diathèse urique.*

En 1856, *MM. Socquet* de Lyon, et *Bonjean* de Chambéry, sont revenus sur l'action du silicate de soude dans la diathèse urique. Ils ont constaté que ce médicament était plus efficace que le bicarbonate de soude, par la raison que l'acide urique rendu par les malades se dissout entièrement dans une solution froide de silicate de soude, tandis que cet acide n'est dissous, ni à froid ni à chaud, par le bicarbonate de soude. Ils ont employé avec succès le silicate de soude *dans la goutte, la gravelle et le rhumatisme chronique.*

Le Dr *Mougeot*, de Bar-sur-Aube, après avoir reconnu l'action éminemment *cicatrisante et résolutive* de la silice appliquée en topique, a proposé de remplacer les substances à cataplasmes et les graisses dans les pommades par le précipité gélatineux d'acide silicique, que l'on obtient en traitant une solution de silicate alcalin par un acide.

M. le D⟨r⟩ Mougeot est-il arrivé directement à proposer cette modification dans les ingrédients topiques, ou bien le voisinage et la pratique des eaux silicatées l'ont-ils mis sur la voie de cette découverte? Quoi qu'il en soit, les eaux qui s'accumulent dans les puisards des sources et qui contiennent d'après Vauquelin, 80 pour 100 de silice, sont employées comme *résolutives* dans les tumeurs de différentes natures.

C'est le *Docteur Cabrol* qui a eu l'heureuse idée de faire revivre cette pratique, vers 1850. Il a donné quelques observations très sérieuses, et que nous avons été à même de contrôler à l'établissement de Sail-les-Bains, entre autres celle d'un vaste *ulcère du pied et de la jambe*, qui après avoir résisté à tous les traitements, et qui, exaspéré par l'eau salée de Bourbonne, fut guéri par *l'application topique de la silice.*

En 1866, le professeur *Shun* a adopté, comme appareil contentif, pour remplacer les appareils inamovibles, à la dextrine et au plâtre, des bandes de toile ou de coton enduites de silicate de potasse liquide.

Nous rappelons, comme simple mention, que le talc de Venise (silicate de magnésie) entre dans la composition de quelques opiats et poudres dentifrices.

A la Société d'hydrologie, dans la séance du 2 mars 1868, M. *Gigot Suard* attribue au silicate de soude *une action dissolvante* très grande. Cette propriété explique l'efficacité des eaux silicatées dans certaines *maladies de peau*, qui reconnaissent pour cause la présence en excès de l'acide urique dans le sang, de même que la guérison des accidents de la *goutte* et de la *gravelle urique.*

Dans son ouvrage sur l'herpétisme, publié dans la même année, M. *Gigot Suard* donne les preuves les plus incontestables des bons effets du silicate de soude; il en tire tout naturellement la conclusion que ce sel est un des premiers *agents de dépuration* pour l'organisme, et qu'il est principalement *très efficace dans les maladies de peau.*

Ce travail est-il antérieur à celui de M. le Docteur *Hugues*, inspecteur des eaux de Sail, à cette époque ? ou bien a-t-il été inspiré par les études du savant inspecteur, sur le rôle des silicates ? Nous laissons à nos lecteurs le soin de décider la question de priorité. L'un complète l'autre et tous les deux arrivent à constater les bons effets des eaux silicatées. — C'est le point important.

Mais voici une phase nouvelle qui se présente. On sait que depuis vingt-cinq ans les investigations des savants se portent sur les animaux microscopiques (protozoaires, protophytes, bactéries, etc.). Les belles recherches de M. *Pasteur* et de ses élèves ont eu pour but d'étudier le rôle que ces organismes jouent dans les maladies ; à peine a-t-on reconnu que ces agents microscopiques pouvaient produire, par la fermentation, les maladies infectieuses, putrides, septicémiques, qu'on a cherché à découvrir les substances capables d'empêcher leur développement et de neutraliser ou de détruire ces principes fermentescibles.

En France, sous la forte impulsion des travaux de *Dumas*, de *Pasteur*, etc., en Italie, sous celle de *Polli*, de *Milan*, les observations se multiplièrent et les travaux poursuivis dans cette savante direction se continuent encore.

MM. *Rabuteau* et *Papillon*, poursuivant la même direction, ont trouvé un corps, presque ignoré en thérapeutique, qui, dans leurs expériences, neutralisait instantanément les fermentations alcooliques, amygdaliques, sinapisiques, etc.

Ce corps, c'est le silicate de soude, le sel qui prédomine dans les eaux de Sail-les-Bains.

Dans une première communication faite à l'Académie des sciences, dans la séance du 2 novembre 1872, ces savants avancent, d'après des expériences chimiques et cliniques qu'ils rapportent, que *les silicates sont recommandables*, au plus haut point, en applications topiques et en injections dans les *maladies de la vessie*. Ils ajoutent qu'ils sont plus efficaces que le borax, dont ils possèdent les propriétés antifermentescibles, étant capables d'empêcher la fermentation de l'urine, du lait, du moût de raisin, des amandes amères, etc.

Ils ont recherché leur influence sur les animaux supérieurs et ils concluent en disant que le silicate de soude s'oppose à la manifestation de tous les agents de fermentation et de putridité.

Ces précieuses propriétés, reconnues aux silicates, sont susceptibles d'application à la guérison des maladies infectieuses, virulentes, parasitaires et de celles qui dépendent du développement, au sein de l'économie, de principes plus ou moins analogues aux ferments.

A la suite de cette importante communication à l'Académie des sciences, plusieurs médecins des hôpitaux de Paris, parmi lesquels *M. Marc Sée*, puis MM. *Dubreuil et Gontier*, expérimentèrent le silicate de soude dans diverses maladies et vinrent, par des observations cliniques, prouver que les faits avancés par MM. Rabuteau et Papillon reposaient sur des bases scientifiques.

La *Gazette des hôpitaux* du 23 novembre 1872 publia des observations de M. Dubreuil, chirurgien des hôpitaux de Paris, parmi lesquelles nous en lisons qui prouvent que *les injections de silicate de soude dans la vessie d'un homme, atteint de paralysie de cet organe et d'hypertrophie de la prostate*, ont produit des effets curatifs rapides, quand les autres moyens de traitement avaient échoué.

D'autres observations du même auteur prouvent l'efficacité du sel de Sail-les-Bains dans diverses affections des voies urinaires produites ou entretenues par la fermentation ammoniacale. Les altérations des urines disparurent promptement, et celles-ci reprirent leur réaction normale dès que la formation de muco-pus fut arrêtée.

MM. Marc Séé et Gontier ont entrepris, à l'hôpital du Midi, des recherches cliniques et ont constaté les bons effets des silicates dans les *écoulements blennorrhagiques et les balanites simples ou compliquées d'ulcérations spécifiques*.

Ces savants chirurgiens déclarèrent alors que *l'action des silicates est efficace pour faire cesser les écoulements uré-traux et vaginaux*, ainsi que pour opérer la *cicatrisation des plaies*. Par leurs propriétés précieuses, les silicates sont susceptibles de nombreuses applications à la *guérison des maladies infectieuses, virulentes, parasitaires* et de celles qui dépendent de principes plus ou moins analogues aux ferments et capables de se développer dans l'organisme.

A l'Académie des sciences, en décembre 1873, MM. *Rabu-teau* et *Papillon* font une deuxième communication, dans laquelle, après avoir énuméré les résultats cliniques obtenus par MM. *Marc Sée, Dubreuil, Gontier*, etc., ils s'expriment ainsi :

« *Le silicate de soude, aussi bien dans l'organisme que dans le laboratoire et sous l'objectif du microscope, détruit, en un temps variable, les globules de pus, les parasites mi-croscopiques, les particules et les corpuscules organisés qui provoquent les corruptions de toutes sortes ; et cette action s'exerce à des doses très faibles. Nous pensons qu'il méri-terait d'être spécialement expérimenté dans certaines mala-dies de peau. Les silicates ne sont pas encore beaucoup em-ployés en médecine, mais on pourrait avantageusement les utiliser, à-cause de leur réaction alcaline et de leurs pro-priétés dépuratives, à petites doses.* »

Les recherches du savant *Dumas* rendent compte de l'ac-tion avantageuse des silicates dans le *muguet*, l'*eczéma*, l'*herpès*, l'*ecthyma*, l'*impétigo*, le *prurigo*, le *psoriasis* et nombreuses autres affections cutanées. En effet, ces maladies reconnaissent souvent pour cause des organismes microsco-piques que les silicates détruisent, ou des altérations du sang que les silicates guérissent par leur action dépurative.

Les études sur les silicates se succèdent et les résultats obtenus prouvent toujours leur efficacité.

M. Picot lut à l'Académie des sciences une note « sur les propriétés antifermentescibles du silicate de soude : *Ce sel arrête, d'une manière certaine et à très petite dose, la fer-mentation putride, il retarde les autres fermentations ; il*

*s'oppose à la transformation en glucose de la matière glu-
cogène du foie; il est, par conséquent, très utile dans les
maladies de cet organe, ainsi que dans le diabète; il est
encore d'une grande efficacité dans le traitement des écoulements génitaux chez les malades des deux sexes.* »

Les eaux thermales de Sail et surtout celles de l'abondante
source Du Hamel, devant leurs propriétés curatives à la
silice et aux silicates alcalins, qu'elles contiennent en proportion relativement abondante, il était tout indiqué que les
médecins inspecteurs de cet établissement fissent connaître
les résultats des belles cures qu'ils avaient obtenues.

C'est en effet de l'établissement minéro-thermal de Sail
que furent publiés les premiers essais tentés pour remettre
en honneur l'action des *eaux silicatées*, ainsi que les bril-
lants résultats obtenus.

Voici comment M. le docteur *Hugues* raconte, dans sa
brochure publiée en 1868, la découverte qu'il fit des propriétés des silicates alcalins dans les eaux de Sail-les-Bains :

« Les médecins qui nous ont précédé aux thermes de Sail-
les-Château-Morand (aujourd'hui Sail-les-Bains) n'ont jamais
pris en sérieuse considération la présence de la silice et des
silicates qui abondent dans les sources. Avant nous, on pra-
tiquait le *traitement dit composé* ou *mixte,* qui consistait à
prescrire la boisson aux différentes sources et des bains
variés. Quelques sources présentent des traces d'iode, d'autres sont légèrement sulfureuses, d'autres ferrugineuses, il
en est enfin qui sont simplement silicatées.

Les guérisons que l'on obtenait par le traitement mixte
étaient attribuées à l'iode et au soufre.

Pendant les premières années de notre pratique, nous
avons suivi le même système de traitement, et notre foi
était suffisamment éclairée par la présence de l'iode et de
l'hydrogène sulfuré.

Qu'arrivait-il alors ? Ne cherchant dans nos eaux que
l'action de l'iode et du soufre, nous négligions bien souvent
les sources qui n'en contenaient pas; notre dessein était alors

d'agir plus directement sur certains cas déterminés et graves. Le résultat était le plus souvent une déception !

Les sources iodées et sulfureuses, isolées, n'avaient pas autant d'action que toutes les sources réunies. Nous revînmes donc au traitement mixte, et nous n'en serions probablement plus sortis, si une circonstance fortuite n'était venue nous tirer de cette médication confuse et empirique.

Bien souvent les baigneurs se plaignaient de ce qu'une foule de gens apposaient leurs membres malades contre les robinets de la fontaine silicatée Du Hamel. Les remontrances ne manquaient pas, mais on continuait de plus belle.

Pour obvier à cet état de choses, l'administration se décida à créer un cabinet attenant à la source (aujourd'hui il y en a quatre), où les malades pouvaient faire leurs ablutions sans être inquiétés.

C'est après cette installation que nous observâmes les plus beaux faits de guérison, par les irrigations prolongées à la source silicatée.

Bientôt nous ne traitâmes plus les *ulcères des jambes* que par ce moyen. Les *plaies* guérissaient, *les engorgements* disparaissaient. Nous fîmes ensuite des essais sur les *affections localisées de la peau*, les résultats furent aussi satisfaisants.

Un *lupus*, qui avait été traité sans résultat pendant trois ans par les eaux sulfureuses, fut cicatrisé en vingt jours par les irrigations silicatées.

Plus tard, *les ulcérations, les engorgements chroniques du col de la matrice* y subirent les modifications les plus avantageuses. Le doute n'était plus permis, les *eaux silicatées* avaient joué le principal rôle dans le traitement mixte.

En juillet 1879, M. le docteur Constantin Paul, professeur agrégé de la Faculté de médecine, et médecin de l'hôpital de Lariboisière, fit une importante communication à la Société de thérapeutique de Paris.

« M. *Constantin Paul* présente des morceaux de calculs brisés spontanément dans la vessie. Il s'agit d'un malade qui

3

depuis trois ans rendait des fragments de calculs assez gros pour qu'on puisse s'étonner qu'ils aient pu passer par l'urètre sans déterminer d'accidents. Dans ces derniers temps, le malade en a éliminé une grande quantité. L'aspect en est singulier : ils ressemblent absolument à des fragments d'obus ; il semble qu'il y ait eu comme un éclatement des calculs dont la forme était presque spécifique. M. Constantin Paul ajoute que ces cas ne sont pas absolument rares ; on en trouve des exemples dans la collection de Civiale, au musée de l'hôpital Necker, et dans l'excellent article du *Dictionnaire*, article fait par M. Desnos.

« Quant à la nature de ces calculs, d'après leur forme, leur aspect, leur couleur et leur fragilité, M. Constantin Paul croit qu'on peut les considérer comme formés par du phosphate ammoniaco-magnésien : en tout cas, ils ne sont certainement pas formés par de l'acide urique. Du reste, ces calculs seront examinés.

« Que fallait-il faire à ce malade ? Comme le dit M. Durand Fardel, la gravelle est causée soit par une affection diathésique, comme la goutte, soit par suite du dépôt dans la vessie elle-même (gravelle catarrhale) de substances ingérées avec les substances alimentaires. C'est cette dernière opinion qui doit être la vraie pour son malade. M. Constantin Paul a ordonné de l'eau de Vichy ; sous son influence, l'amélioration a été notable ; le malade a éliminé une grande quantité de fragments, puis, quelques semaines après, les accidents reparurent. M. Constantin Paul signale l'effet heureux qu'on peut obtenir dans des cas semblables par un traitement d'eaux silicatées. Parmi ces dernières, les eaux de Sail-les-Bains occupent le premier rang, non-seulement à cause de leur propriété diurétique, mais par leur forte réaction alcalines réaction due à la proportion relativement considérable de, silicates de soude et de potasse qui y sont contenus. Sans aucun doute, les eaux silicatées en général, et en particulier les eaux de Sail-les-Bains, sont appelées à rendre des services considérables dans le traitement de la gravelle, ainsi que dans les cas où on voudra diminuer l'acidité du sang et des urines. »

La présente notice ayant pour but d'ajouter des notions thérapeutiques aux études que nous venons d'exposer succinctement, nous la terminerons, après avoir présenté l'analyse des eaux de Sail-les-Bains, faites par le savant rapporteur hydrologue de l'Académie des sciences, M. O. Henry, en donnant quelques notions médicales sur leurs effets curatifs et en rapportant quelques observations prises au hasard par nous, pendant la saison thermale de 1879.

TABLEAU SYNOPTIQUE DE LA COMPOSITION DES EAUX DE SAIL

NOMS DES SOURCES	Température	Acide carbonique et Azote	Silicate de soude et de potasse	Bicarbonate de soude et de potasse	Sulfate de soude (anhydre)	Chlorure de sodium et de magnésium	Bicarbonate de chaux et de magnésie	Iodure alcalin	Alumine et lithine silicatées Azotate et sesquioxyde de fer. Nitrate d'oxyde de fer.	Acide sulfhydrique	Manganèse	Matières organiques Azotées	TOTAL	OBSERVATIONS
S. Du Hamel...	34°	traces	0.1332	0.0482	0.0800	0.0903	0.1122	0.0030	0.0100	»	»	0.0070 Glairine	0.4539	Les Silicates proviennent de la roche granitique. —
S. d'Urfé.......	15°	Peu	0.1001	0.1440	0.1357	0.0400	0.0700	traces sensibles	0.0300	»	»	»	0.5198	C'est par présomption que l'on assimile les matières azotées à la glairine. —
S. des Romains.	25°	Peu	0.0816	0.0490	0.0460	0.0720	0.1830	fort sensibles	0.0300	»	»	»	0.4616	
S. Sulfureuse..	20°	Peu	0.0830	0.0360	0.1280	0.0950	0.1880	sensibles	0.0250	0.612	»	»	0.0557	Les eaux de Sail sont les seules eaux thermales naturelles que possède le département de la Loire.
S. Ferrugineuse	22°	Peu	0.0890 silicate de chaux en plus	0.0350	0.0940	0.1200	C.1260	»	0.0250	0.262	»	»	0.5040	
S. Bellety......	18°	0.104	0.0500	»	»	0.1200	0.1050	»	»	»	traces	0.0450	0.0335	
Total.....		0.104	0.5069	0.3039	0.4920	0.4293	6.7842	0.0030	0.1200	0.874	traces	0.0520		

MODE D'EMPLOI

On administre les eaux de Sail en boisson, en bains, en douches de toute espèce (jet, colonne, cercle, pluie, ascendantes, vaginales et anales), tièdes, chaudes ou froides, en bains variés, ferrugineux, sulfureux, silicatés, en douches de vapeurs simples ou résineuses, en inhalation et en pulvérisation. Les eaux silicatées, calciques, iodurées, snlfureuses, ferrugineuses et manganésiques de Sail sont donc administrées sous toutes les formes possibles.

Une piscine des plus spacieuses, des plus élégantes, que nous ayons en France, permet de se livrer à l'exercice de la natation en pleine eau thermale; divers appareils de gymnastique, échelles, anneaux, bâtonnets, trapèzes, sont placés au-dessus de l'eau et facilitent aux baigneurs tous les exercices hygiéniques capables de développer leurs forces et de faciliter les fonctions de leurs organes. D'après le docteur *Rimaud*, cette piscine n'a pas sa rivale, tant par ses larges dimensions que par sa bonne tenue, elle forme un ovale immense; des gradins sont établis autour pour les enfants et les personnes qui ne nagent pas. Une salle de gymnastique, plus complète et située au milieu du parc, permet aux personnes convalescentes et aux enfants de se livrer à ces exercices utiles et fortifiants, en dehors de la piscine.

Les eaux de la piscine, provenant de la source silicatée Du Hamel sont excessivement limpides et onctueuses. Elles doivent leur onctuosité à un principe encore inconnu, probablement d'une nature siliceuse. Leur transparence est incomparable, et, dans la vaste et splendide piscine de l'établissement le reflet bleuâtre de l'eau minérale fait ressortir avantageusement la blancheur de la peau. N'est-ce pas un des effets de la fontaine de Jouvence? Ces propriétés étaient reconnues très anciennement aux eaux de Sail par les baigneurs qui s'y rendaient.

Les bains de la piscine de Sail peuvent suppléer, en certains cas, ceux de mer. L'atmosphère de la piscine, saturée de principes minéraux qui se dégagent lors du refroidissement de l'eau, est certainement un puissant adjuvant thérapeutique, même dans les maladies des voies respiratoires.

On aperçoit au sein de l'eau, remarquable par sa limpidité, des jets intermittents de gaz qui sortent du conduit par bulles assez grosses et qu'il est facile de recueillir. Ce gaz, soumis aux moyens eudiométriques connus, a fourni pour cent parties :

Acide carbonique........	2 à 3	centièmes.
Oxygène	1 à 1/2	—
Azote..................	97	—

C'est donc de l'azote presque pur, si efficace comme agent de sédation.

Il ne faudrait pas croire, en se rapportant à certaines pratiques datant du moyen âge que les piscines modernes, celle de Sail principalement, constituent des bains en commun dans une eau stagnante et dans un lieu abandonné aux pauvres gens.

A Sail, c'est dans une véritable rivière à 34 degrés, dont le débit quotidien est *d'un million cent cinquante mille litres*, qu'on prend le bain de piscine. C'est tout simplement un aménagement admirablement disposé dans le marbre blanc et dans de magnifiques proportions pour les exercices de la natation et de la gymnastique.

Nous pouvons affirmer par expérience que les malades de condition sociale la plus distinguée et que les dames les plus délicates, après avoir usé des bains de piscine, ne voulaient plus retourner aux bains de baignoire. Du reste, la piscine n'est ouverte qu'aux malades munis de l'autorisation du docteur de l'établissement.

INDICATIONS MÉDICALES

L'arsenic excepté, la plupart des maladies de peau trouvent à Sail-les-Bains les principaux éléments spécifiques de leur curation (silicates, soufre, iode, fer, alcalins).

Les affections de peau produites ou entretenues par l'irritabilité du derme : spécialement l'eczéma, le psoriasis, l'impétigo, le pityriasis et l'acné sont avantageusement traitées par les eaux de Sail qui, par leur température et leur minéralisation spéciale, tempèrent la trop grande activité du système circulatoire.

Ces eaux régularisent les sécrétions et impriment à la vie végétative un caractère de santé plus prononcé. Elles calment les nerfs en fortifiant l'organisme, et la présence du gaz azote ajoute aussi son influence à ces précieux effets; aussi procurent-elles d'excellents résultats dans les affections liées aux troubles de l'innervation, telles que les névralgies opiniâtres, certaines insomnies, les douleurs nerveuses utérines, surtout aux époques mensuelles, la chorée, l'épilepsie, etc.

La source Du Hamel qui alimente, avons-nous dit, la piscine et les *bains simples*, possède les qualités essentielles suivantes :

1° Température, 34° centigrades;
2° Minéralisation silicatée par excellence;
3° Dégagement de gaz azote;
4° Matières onctueuses.

Chacun de ces éléments constitue un agent efficace pour tempérer les systèmes nerveux et sanguin; et la nature en les réunissant tous les quatre dans une même source, nous offre dans l'eau Du Hamel un des types les plus classiques et les plus puissants d'action sédative et dépurative.

Aussi les manifestations morbides du système nerveux,

quelles qu'en soient la force et la dépendance, sont-elles apaisées à Sail-les-Bains.

Grâce à l'abondance des silicates alcalins, l'eau Du Hamel triomphe dans les cas de *gravelle*, de *goutte*, de *rhumatismes* et nombreuses autres formes morbides sous lesquelles se déguise la diathèse urique et que des eaux plus chargées en principes minéraux auraient exaspérées.

Les eaux de Sail ont pour effet à peu près constant d'augmenter l'appétit et d'accroître d'une manière sensible la sécrétion urinaire. Elles ont l'avantage d'être très agréables au goût et, mélangées au vin, de ne pas en changer la couleur : ce qui permet de les employer avantageusement aux repas. Elles sont excessivement légères à l'estomac, aussi peut-on en absorber de grandes quantités. Leurs effets restent dans la limite du stimulant, sans arriver jamais à l'excitation, aussi ne provoquent-elles pas ce qu'on appelle la *fièvre thermale*.

Dans les *gastralgies* et surtout dans certaines *dyspepsies* consécutives aux maladies graves, ces eaux sont très propres à réveiller l'action de l'appareil digestif.

Nous citerons comme exemple une des plus curieuses observations que nous avons recueillies pendant la saison 1879.

Le 17 juillet, nous arriva M. D..., négociant, âgé de 52 ans, recommandé par le docteur Hermann, de New-York.

M. D..., malade depuis le 1er mai 1879, avait éprouvé à la suite de l'administration d'un purgatif trop violent, un désordre d'estomac tel qu'il était arrivé à ne plus pouvoir se nourrir que de bouillon. Le lait même lui est indigeste et lui donne la diarrhée. Dès qu'il veut changer la plus petite chose à son maigre et rigoureux régime, la diarrhée et les vomissements surviennent et l'obligent à y revenir.

Son amaigrissement est excessif et les forces presque complétement éteintes : aussi lui faut-il un fauteuil roulant à son arrivée à l'établissement de Sail, car il ne peut littéralement faire deux pas sans se sentir extrêmement fatigué et éprouver des douleurs sourdes dans le bas-ventre. Le ventre est partout douloureux à la plus légère pression, surtout au niveau de l'ombilic.

M. D... ne peut retenir longtemps ses urines, reste d'une cystite produite par l'introduction fâcheuse d'une sonde quelques jours avant le commencement de sa maladie.

Dix jours de traitement, consistant en un bain quotidien à 30° centigrades et de dix minutes seulement au commencement, dont on prolongea progressivement la durée, et en un demi-verre puis un verre et deux d'eau prise à la source thermale silicatée Du Hamel, amenèrent une sensible amélioration qui ne fit que croître rapidement, bientôt M. D... put se rendre à la table d'hôte du « *Grand Hôtel* » et user de tout ce qui s'y trouvait, sans qu'aucun désordre, si facile à se renouveler au début, reparut. M. D... quitta Sail-les-Bains le 18 août, juste un mois après son arrivée, parfaitement guéri, ne ressentant plus rien ni du côté de la vessie, ni du côté de l'estomac, n'ayant plus vomi, n'ayant plus ressenti de diarrhée depuis plus de 15 jours ; il a presque repris son embonpoint normal, retrouvé les fraîches couleurs de la jeunesse et il part pour la Suisse, son pays natal, où ses forces lui ont permis de faire des ascensions que de plus jeunes n'eussent osé entreprendre.

Nous avons su, par son médecin, que depuis M. D... est revenu à Paris, très bien portant. Il se promet de revenir à Sail l'année prochaine par pure reconnaissance pour les eaux. L'habile docteur qui le soigne à Paris nous a assuré avoir été étonné de la rapidité avec laquelle M. D... avait recouvré la santé aux eaux de Sail.

Ces eaux conviennent parfaitement dans les longues convalescences, qu'elles activent.

D'après le siège des lésions pour la guérison desquelles on se rend à Sail, le malade aura plus spécialement recours à la boisson, aux bains ou aux douches minérales qui auront pour effet de déterminer vers la peau une action dérivative.

Prises en bains, ces eaux communiquent la sensation d'une plus grande liberté dans le fonctionnement des mouvements articulaires, et par suite un développement de forces plus considérables ; tout en étant sédatives, elles ne produisent pas la prostration, reproche que l'on peut, à bon droit, adresser à grand nombre d'eaux minérales.

Les eaux de Sail sont le type des eaux minérales à la fois *dépuratives, reconstituantes* et *sédatives.* Légèrement purgatives par les sulfates de soude et de magnésie qu'elles contiennent ; elles agissent spécialement sur le sang et les liquides de l'organisme, grâce aux silicates alcalins, au fer, au manganèse, à l'iode et au soufre qu'elles renferment. Les sels de fer tempèrent l'action trop purgative des sulfates de soude et de magnésie.

L'action de la *source d'Urfé* n'est pas seulement laxative, elle est plus franchement purgative ; et, comme telle, elle remplit parfaitement certaines indications. La température de cette source est beaucoup moins élevée ; elle fait disparaître la constipation dépendant de l'inertie des intestins, en leur redonnant du ton et en augmentant leur puissance contractile.

Sous ce rapport, l'eau de la source d'Urfé convient parfaitement dans les cas d'hémorrhoïdes non fluentes, accompagnées de constipation et provoquées par les congestions chroniques et les hypertrophies simples du foie, du pancréas et des glandes mésentériques.

Tandis que les sources si justement renommées de Vichy doivent leur réputation à la faculté qu'elles possèdent de résoudre les engorgements, en dissociant les matériaux qui constituent la trame de ces organes, l'eau d'Urfé, combinant son action à celle de la source Du Hamel, élimine les matériaux que celle-ci avait dissous, en communiquant une action plus grande à toutes les sécrétions et en particulier à la sécrétion intestinale.

Cette action, franchement dépurative, des eaux de Sail favorise beaucoup leur action résolvante et reconstituante.

Il en est de même pour les *engorgements de la matrice* et de ses annexes ; aussi voit-on souvent, à Sail, disparaître comme par enchantement, certaines leucorrhées jusque-là très opiniâtres, qui minaient sourdement la constitution des malades, et qui se rattachaient à l'atonie de l'appareil génital.

Dans les ·cas d'engorgement utérin, les malades se trouvent très bien des irrigations prolongées, pratiquées avec l'eau thermale de la source silicatée Du Hamel deux fois par jour et continuées 15 à 20 minutes. L'eau d'Urfé, prise en boisson le matin à jeun, triomphe de la constipation qui accompagne souvent l'engorgement, et des bains tempérés en baignoire d'abord, en piscine ensuite, complètent le traitement. .

Citons à l'appui l'observation suivante : Mme X., âgée de 27 ans, mariée et mère de deux enfants, nous est envoyée par le docteur H. Elle est malade depuis sa dernière couche qui remonte à 4 ans ; les menstrues sont régulières, mais ne fournissent que du sang pâle et peu abondant ; des pertes blanches, bien que non exagérées, affaiblissent considérablement Mme X, dont l'anémie est profonde et la faiblesse très marquée. L'appétit est faible et la constipation très grande. L'examen local nous fait voir une antéversion avec engorgement inflammatoire du col surtout, dans sa lèvre supérieure. Il y a une grande hyperesthésie du vagin.

Arrivée le 27 juillet à Sail, Mme X éprouve, le 10 août, un soulagement notable et peut déjà faire de petites promenades, tandis qu'à son arrivée, elle pouvait à peine marcher. Le 23 août elle part très bien portante ; elle a pu faire de longues excursions et se sent, dit-elle, guérie. Depuis, nous avons reçu de ses nouvelles, constatant le maintien de sa bonne santé.

Les *névroses*, qui excitent la sensibilité de l'appareil utérin et réagissent quelquefois sur le système nerveux au point de déterminer des phénomènes hystériques, sont avantageusement traitées à Sail par les bains tempérés ou même frais, longtemps continués. La natation dans la piscine, jointe à la boisson d'eau de la source ferrugineuse, amène une guérison rapide.

Dans les *irrégularités de la menstruation* caractérisées par un défaut de vitalité, dans les leucorrhées par atonie, dans la stérilité dépendant de la même cause, les eaux de Sail, habilement et diversement administrées suivant l'âge, la constitution et l'état de santé générale des malades, rendent chaque jour des services incontestables.

Il en sera de même dans certaines *paralysies de nature nerveuse ou rhumatismale;* dans ce cas spécial, les douches tièdes et souvent aussi la douche écossaise sont d'une grande utilité.

Le *rhumatisme*, et même le *rhumatisme goutteux* sont avantageusement traités à Sail.

Nous réservons les affections scrofuleuses, adénite, ostéite, etc., etc., et les affections chroniques du larynx, des bronches et des poumons pour les traiter plus spécialement avec la source sulfureuse; et nous combattons, avec cette eau, par l'inhalation et la pulvérisation, les légers désordres que ces maladies ont laissés dans l'organisme, et qui s'accompagnent d'excitations générales et de susceptibilité locale trop prononcées, en ajoutant à ce traitement les bienfaits de l'hydrothérapie et de la gymnastique.

. Nous ne saurions passer sous silence le *traitement spécial* pour les enfants, en particulier pour ceux qui sont d'une nature nerveuse délicate, chez lesquels la vie semble se porter presqu'exclusivement sur le système nerveux en y amenant toutes sortes de désordres, de l'épuisement, de la maigreur et de l'affaiblissement.

Pour ces petits êtres, où il y a presque toujours perdition avec irritabilité de l'élément nerveux, les eaux de Sail-les-Bains agissent d'une manière merveilleuse. On dirait que la nature, en mère prévoyante, s'est plu à réunir dans le même lieu les ressources nécessaires au développement de ses enfants; développement qui, chez eux, ne se fait pas ou au moins très lentement, faute d'un élan de vitalité imprimé à leur organisme, ou faute d'équilibre dans les différents systèmes.

Et pendant que l'on obtient chez eux, au moyen de ces eaux, une excitation, un redoublement de fonctions dans tous les organes, on a recours en même temps à la natation en pleine eau thermale, aux exercices gymnastiques, à un traitement hydrothérapique, afin de rétablir une harmonie parfaite dans toutes les grandes fonctions de l'économie, et d'obtenir cette réaction intérieure si favorable et si utile, qui fait, de cette excitation interne, une excitation purement physiologique dont le résultat est de développer et de fortifier en même temps l'enfant.

Il en est de même pour les enfants scrofuleux, lymphatiques, chez ceux également où les fonctions si importantes de la peau ne se font pas ou presque pas; de même aussi chez la femme épuisée, nerveuse, dont l'état est une véritable névropathie générale.

En résumé, *Sail est le seul établissement minéro-thermal soit de France, soit d'Allemagne, où l'on traite notoirement et avec grands succès les maladies au moyen de la silice et des silicates, principes minéraux auxquels ces eaux doivent les propriétés que nous venons de décrire.*

Il résulte des observations prises aux eaux elles-mêmes, des travaux étrangers et des communications faites aux sociétés savantes que ces eaux sont efficaces à l'intérieur et à l'extérieur.

Elles sont *résolutives, cicatrisantes et réparatrices* : Ces effets trouvent leurs applications principales dans les *plaies,* les *maladies de peau,* les *affections des organes genito-urinaires* et *du tube digestif.*

En général, toutes les surfaces malades que les eaux silicatées peuvent atteindre directement, éprouvent une salutaire influence de leur contact.

Les silicates alcalins sont les *dépuratifs* par excellence, les *antiseptiques* les plus immédiats.

Par leur action sur les liquides de l'organisme, les silicates alcalins, étant facilement décomposables, se prêtent merveilleusement et à faible dose à la formation des urates solubles, capables par suite d'être expulsés par les sécrétions; par conséquent, elles servent à chasser de notre corps l'excès d'acide urique qui produit la *goutte*, le *rhumatisme chronique*, la *gravelle* et plusieurs autres maladies dont l'origine consiste dans l'excès de ce principe.

Ces eaux guérissent les *vices du sang*, les *dartres*, les *syphilis anciennes*, les *scrofules*, le *lymphatisme* ; elles sont utiles dans la *convalescence des fièvres malignes*, et exercent une action sédative salutaire sur le système nerveux.

Les expériences du savant docteur *Pétrequin* prouvent qu'à ce titre, les eaux thermales de Sail-les-Bains constituent par les silicates qu'elles contiennent, un médicament précieux.

Avec les six sources de nature différente qu'on trouve réunies à Sail-les-Bains (sources du Hamel, d'Urfé, de Bellety, des Romains, source ferrugineuse et source sulfureuse), la thérapeuthique possède d'immenses ressources; aussi avec cette gamme si variée et si riche de sources minéra-thermales a-t-on pu obtenir des guérisons simultanées de plusieurs membres d'une même famille, ce qui est impossible dans d'autres stations où les sources sont moins variées.

TABLEAU SYNOPTIQUE

Des observations qui ont pu être recueillies aux eaux
de Sail-les-Bains pendant les saisons thermales
de 1868 à 1869

MALADIES	GUÉRISONS	AMÉLIORATIONS	RÉSULTATS NULS
Eczéma de la figure......................	20	4	1
— des mains et des pieds.............	27	8	4
— des parties génitales...............	38	6	5
— des oreilles........................	18	2	6
— généralisé........................	20	42	10
Impétigo................................	10	14	2
Acné....................................	3	2	5
Lichen-Prurigo..........................	6	12	7
Ichtyose................................	0	3	1
Ulcère variqueux........................	40	4	2
Tumeurs blanches, caries, nécrose........	2	10	7
Affections de l'utérus...................	24	26	9
Stérilité................................	2	0	4
Maladies des yeux.......................	11	4	3
Scrofules...............................	0	12	4
Lymphatisme............................	0	9	3
Goutte.................................	0	6	5
Rhumatisme.............................	41	20	11
Maladies de la vessie...................	4	6	5
— du tube digestif...............	15	14	9
— nerveuses...................	19	34	13
TOTAL.....	309	239	118

TABLEAU SYNOPTIQUE des principales **MALADIES TRAITÉES** pendant LA SAISON THERMALE DE 1879		GUÉRISONS	AMÉLIORATIONS	RÉSULTATS NULS
Affections cérébro-spinales	Ramollissement cérébral.			3
	Myélite cérébro-spinale...			2
	Ostéite spinale..........		3	
Affections nerveuses	Chorée	3		
	Névralgies	5	3	
Rhumatismes	Rhumatisme chronique...	2	4	
	— goutteux et goutte		3	1
Affections stomacales	Dyspepsie..............	3	3	
	Entérite chronique.......		1	
Affections hépatiques...................		3	1	
Affections utérines	Dysménorrhée	1		
	Métrite chronique........	1	1	
	Névropathie utérine......	1		
	Tumeur de l'ovaire.......			
	Métrorrhagie.............		1	1
Affections des organes génito-urinaires	Varicocèle.............		3	
	Catarrhe vésical.......		1	
	Incontinence d'urine...	1		
	Gravelle...............	1	2	
Syphilis chronique.....................			5	1
Affections des voies respiratoires...........			5	
Anémie et chlorose....................		2	3	
Scrofule...........................:....		1	2	
Maladies des yeux.....................		3		
Plaies................................		3		
Ulcères des jambes....................			3	
Aphthes chroniques de la bouche...........		1		
Cancroïde des lèvres....................			1	1
Affections cutanées	Eczéma généralisé........	2	7	
	— des jambes.......	1	3	
	— des mains........	3	3	
	Herpès................	2	2	
	Psoriasis..............	2		
	Lichen................		1	
	Lupus.................		1	1
	Acné..................	3	2	
	Ecthyma..............	2	4	
	Prurigo		1	
	Impétigo..............			
	Pithyriasis	1		
Obésité..............................		2		
TOTAL.....		47	72	10

OBSERVATIONS PRISES A SAIL-LES-BAINS

Nous devons nous défendre de la tentation bien naturelle d'énumérer les cas très nombreux des guérisons que nous avons obtenues dans le cours de lá dernière saison. On nous permettra de nous restreindre à ceux qui sont véritablement caractéristiques.

ECZÉMA CHRONIQUE DES DEUX JAMBES

Madame A... âgée de 76 ans, et malade depuis 4 ans d'un eczéma qui occupe le bas des deux jambes, à partir du genou, a fréquenté sans succès les stations d'Uriage et de Saint-Honoré.

A son arrivée à Sail-les-Bains, le 27 juin, on constate un énorme gonflement des deux jambes ; la cuisse gauche est, avec les parties sus-indiquées, couverte de larges croûtes, sous lesquelles la peau est d'une couleur rouge foncée ; une sérosité claire et abondante suinte sous ces croûtes.

La santé générale est bonne, malgré le grand âge de la malade qui avant d'être atteinte d'eczéma, a toujours joui d'une excellente santé. Le sommeil est souvent empêché par les vives démangeaisons qui ne laissent la malade tranquille qu'après s'être grattée souvent jusqu'au sang.

Mᵐᵉ A... prend chaque jour un bain avec l'eau silicatée de la source Du Hamel, à 35° centigrades, et boit matin et soir, chacun à 20 minutes d'intervalles, deux verres d'eau de la même source ; mais, de temps à autre, elle prend le matin à jeun un verre d'eau de la source laxative d'Urfé, pour combattre la constipation.

Après trois semaines, Mᵐᵉ A... dont la santé était améliorée a quitté Sail, pour y revenir à l'arrière-saison. Cette fois, à son départ, son état ne laissait que très peu à désirer. Les croûtes ne se reformaient pas, le suintement avait cessé ainsi que les démangeaisons.

ECTHYMA

M. C..., banquier, âgé de 41 ans, arrive à Sail, le 27 août 1879 ; marié et père de trois enfants bien portants, M. C.... est délicat, d'une faible constitution et d'un tempéramment nerveux, ses ascendants sont d'une bonne santé. Il n'a jamais eu la syphilis.

Il y a quatre ans, une très confluente éruption pustuleuse, non fébrile, a recouvert son visage et le cuir chevelu. L'hiver dernier, l'éruption a reparu.

A son arrivée aux thermes de Sail, le cuir chevelu et la barbe sont parsemés de nombreuses et petites pustules, accompagnées de démangeaisons sans suintement.

M. C... a quitté Sail, complétement guéri.

ECZÉMA DES JAMBES

M. L..., de Riom, âgé de 70 ans, rentier, a passé de nombreuses saisons à Vichy, après lesquelles il a été soulagé de la dyspepsie qui l'a fait beaucoup maigrir.

Malade depuis trois mois d'eczéma sur la partie inférieure des jambes, surtout à la jambe droite ; les parties malades sont recouvertes de croûtes laissant suinter une abondante sérosité et qui sont le siège de vives démangeaisons.

M. L... ne peut pas marcher et comme il est logé au village, distant seulement de quelques centaines de mètres de l'établissement, il est obligé de se faire conduire en voiture.

A son arrivée, M. L... dort peu et n'a pas grand appétit ; il souffre de la constipation et des hémorrhoïdes.

A la fin de la saison, M. L... vient à pied à l'établissement et s'en retourne à pied. Il est guéri de son eczéma et son arrivée à Riom fait événement.

ECZÉMA AURICULAIRE. — MIGRAINES, CHLORO-ANÉMIE

Mlle X... est envoyée à Sail par M. le docteur Decrand ; âgée de 23 ans, Mlle X... a toujours été faible et très lymphatique, depuis l'âge de 10 ans. Réglée à 15, elle souffre toujours depuis lors de chloro-anémie, aussi est-elle toujours à prendre des ferrugineux, des iodures, de l'arsenic, etc., qui n'ont pas empêché une leucorrhée intense d'accompagner la dysménorrhée.

Sans appétit, elle se plaint de constipation et de gastralgie. Elle souffre de blépharite ciliaire et d'eczéma derrière les oreilles.

Après un mois de séjour à Sail, Mlle X... retourne chez elle dans un état de santé très satisfaisant. Il ne lui reste qu'une légère rougeur derrière une oreille, près du lobule.

ECZÉMA GÉNITAL CHRONIQUE

Mme B..., cultivatrice, âgée de 56 ans, est envoyée, le 27 août, à Sail, par M. le docteur Legrand de Marcigny.

Cette dame à eu 7 enfants, qui sont forts et bien portants, elle n'a jamais été malade. L'affection qui l'amène date de 19 ans, la démangeaison est très vive à la vulve et aux parties voisines, et des croûtes épaisses recouvrent ces parties, d'où s'écoule une sérosité abondante.

Mme B... a quitté Sail, bien portante, le 17 septembre. L'éruption et la démangeaison ont disparu complétement.

ECZÉMA PALMAIRE

Mme B..., âgée de 44 ans est envoyée à Sail par un ancien inspecteur de l'établissement, l'honorable docteur Merle des Isles, de Moulins.

Mme B... est parvenue à l'époque de la ménopause qui n'est pas entièrement confirmée. Elle souffre depuis un an d'eczéma fendillé aux poignets, à la paume des mains et au niveau des articulations phalangiennes. Elle a beaucoup engraissé depuis le début de sa maladie. La santé générale est bonne et les fonctions digestives sont en bon état.

La démangeaison est considérable au niveau des fentes profondes qui résultent de l'eczéma, et le sang s'en échappe fréquemment. Les souffrances, que cet état pénible détermine, empêchent cette malade de se servir de ses mains, même pour couper son pain; depuis longtemps elle ne peut vaquer à ses occupations, ni faire son ménage.

Les fentes ont eu beaucoup de peine à disparaître et l'épiderme à tomber, mais à son départ la guérison est presque complète, ce dont s'est assuré le docteur Merle des Isles et il nous en a fait part dans une lettre très élogieuse pour nos thermes.

ECZÉMA FENDILLÉ, GÉNÉRALISÉ

Mlle H..., âgée de 58 ans, négociante, est envoyée à Sail par M. Noak, docteur de Lyon; elle est malade depuis 18 mois, jusqu'alors elle avait toujours joui d'une bonne santé. Sa constitution est robuste. Les fonctions digestives sont excellentes.

Mlle H... est affectée d'un eczéma fendillé qui occupe la paume des mains et l'empêche de se livrer à ses occupations, les jarrets et les deux pieds, ce qui lui rend la marche pénible. Elle a souffert, pendant son séjour à Sail, d'une attaque de rhumatisme goutteux, occupant le gros orteil du pied gauche.

Lorsqu'après trois semaines de séjour à la station thermale, Mlle H... est retournée à Lyon, elle était complétement guérie, la sérosité, les squammes, la démangeaison avaient disparu et la souplesse de la peau des mains était remarquable.

Depuis son départ, elle nous a écrit une lettre de remerciements, constatant la persistance de son bon état de santé.

ACNÉ PUNCTATA

M. D..., âgé de 25 ans, officier dans un régiment de cavalerie, n'a jamais eu de maladies contagieuses; ses parents sont très bien portants. Il est d'une grande sobriété.

M. D... a passé inutilement trois saisons aux eaux de la Bourboule. Il ne se rappelle pas avoir jamais eu le dos et la figure sans boutons.

Lorsqu'il arriva à Sail, la face est remplie de pustules ainsi que le nez qui en est notablement hypertrophié. Son dos est complétement recouvert des mêmes pustules.

A son départ, M. D... est complétement guéri, sa face et son dos n'ont plus de boutons d'acné.

PSORIASIS GUTTATA

M. M... est malade depuis 9 ans, né de parents dartreux, il n'a jamais eu d'affections syphilitiques. Les parties supérieures de la poitrine et du dos sont couverts de plaques d'une couleur jaune rosé et de la largeur d'une grosse lentille, elles sont très nombreuses et déterminent une vive démangeaison.

M. M..., âgé de 40 ans, négociant, est d'une très forte constitution, il jouit d'un excellent appétit; mais il se plaint de fréquente constipation, quelquefois suivie de diarrhée.

Après un mois de séjour à Sail, où il buvait le matin à jeun trois verres d'eau de la source Du Hamel, précédés chaque deux jours par un verre d'eau de la source d'Urfé, prenant chaque jour un bain de natation dans la piscine, M. M... est parti complètement guéri.

CHORÉE HYSTÉRIFORME

M. S..., âgé de 12 ans, est fils d'un névropathe. C'est un enfant aux chairs pâles et molles, ayant l'apparence féminine. Il est extrêmement lymphatique et anémique. Sa parole et sa démarche sont très lentes. Il se fatigue très facilement au physique et au moral. D'un tempérament nerveux très accentué, l'enfant se portait bien encore il y a un an.

Très grand pour son âge, il a une légère déviation rachidienne avec proéminence de l'épaule gauche. Son pouls est faible, il n'y a pas de palpitations cardiaques.

Vers Pâques 1878, cet enfant a été tout d'un coup pris de mouvements choréiques dans la tête et les yeux (nystagmus). Ces mouvements venaient par crises et disparaissaient comme elles venaient sans causes apparentes. Il se plaignait quelquefois de névralgie frontale, souvent accompagnée de vomissement bilieux.

A ces mouvements choréiques ont succédé bientôt des crises plus fortes, accompagnées de spasmes et de constrictions laryngiennes avec cris.

L'enfant a passé à Bigorre la saison de 1878. L'équitation et la marche lui ont fait beaucoup de bien. Pendant l'hiver suivant, l'enfant a été moins emporté et plus calme, mais au printemps de 1879, les crises avec étouffements ont reparu et on a remarqué que deux fois elles étaient survenues après des troubles de l'estomac accompagnés de vomissements.

M. P. S... a quitté Sail beaucoup plus tranquille et très fortifié. Les mouvements choréiques ont disparu. La natation qu'il a apprise dans la piscine, de courtes douches, l'eau fortifiante prise en boisson, ont servi à sa guérison.

PLAIE PHLEGMONEUSE DE LA MAIN

M. de la B., âgé de 49 ans, ancien capitaine de cavalerie, est envoyé à Sail par M. le docteur Talichet, de Roanne, le 19 août 1879.

En jardinant il se fit, il y a trois mois, une petite piqûre à la base du doigt médius de la main droite; il en résulta une lymphangite, une adénite et un phlegmon.

Bien que trois mois se soient écoulés depuis le début de sa maladie, il reste encore, lors de l'arrivée de M. de la B. à Sail, un empâtement marqué de la paume de la main et du doigt médius qui est encore beaucoup gonflé et fortement rétracté, ce qui empêche le malade de s'en servir. Le dessus de la main est rouge et gonflé, de petits abcès, qui n'ont pas abouti, entourent la plaie. Les douleurs sont encore vives, et M. de la B. est obligé de porter son bras en écharpe.

L'appétit est nul; il y a de la constipation; les urines sont très chargées.

M. de la B. quitte Sail, complètement guéri, le 6 septembre. Il a depuis longtemps quitté son écharpe, et sa main lui rend tous les services possibles.

COLIQUES HÉPATIQUES

Mme R..., de Paris, est affectée depuis 12 ans de vives et fréquentes douleurs occupant le côté droit du bas de la poitrine et l'épigastre ; par leur violence elles déterminent souvent des vomissements bilieux.

Mme R... a eu la jaunisse pendant cinq semaines ; alors on a recueilli des calculs du foie. Elle a fréquenté Vichy. Ses pieds sont enflés et elle ne peut supporter aucune ceinture. L'embonpoint est excessif.

Mme R... est mariée et a deux beaux enfants. Réglée de bonne heure, elle souffre un peu de dysménorrhée. Elle est excessivement nerveuse.

A son arrivée à Sail, Mme R... est très souffrante, et, le même soir, elle a des vomissements bilieux. Elle se plaint de douleurs sourdes et permanentes au niveau de la vésicule biliaire. Le foie est très développé et douloureux. L'appétit est faible, la langue est blanchâtre et la constipation est habituelle.

Pendant son séjour à Sail, Mme R... a souffert à plusieurs reprises de coliques hépatiques. Mais pendant la dernière partie de son séjour, sa santé était tout à fait bonne. La gaieté, naturelle à la malade, lui est revenue en entier. Elle se trouve très bien à son départ, et depuis elle n'a plus eu la moindre souffrance du côté du foie.

En janvier 1880, Mme R... se porte très bien; elle a notablement maigri et attend la prochaine saison pour venir prouver sa reconnaissance aux thermes de Sail, pour l'avoir guérie de sa maladie de foie et de son obésité.

RHUMATISME MUSCULAIRE CHRONIQUE

M. R....., âgé de 36 ans, cultivateur à Lennax (Allier) et non marié est malade depuis 9 ans. Les douleurs, qu'il ressent dans la cuisse gauche et les lombes du même côté, l'empêchent de travailler. Il raconte, qu'étant en sueur, il a reçu la grêle et que depuis lors il a toujours souffert. Il se tient tout courbé du côté malade. Il est grand, très maigre, malgré un bon estomac.

Après trois semaines de séjour à Sail, M. R.... est complètement guéri, part redressé et très content.

GRAVELLE URIQUE, CYSTITE

Madame P..., âgée de 36 ans, est grosse mais extrêmement lymphatique. Elle a souffert de névralgie céphalique ; elle est née de parents calculeux et dartreux. Ses époques sont très peu abondantes ; ses digestions sont difficiles et la constipation est habituelle

Les urines sont chargées de mucus et donnent un dépôt abondant de gravelle urique. La malade se plaint de pesanteur hypogastrique, éprouve de fréquents besoins d'uriner et avec douleur. Elle ressent aussi des douleurs sourdes au niveau de la ceinture, au bas des reins.

Mme P..., à son départ de Sail, mangeait bien et digérait de même. Ses urines étaient claires et ne donnaient plus de dépôt. Les douleurs avaient disparu. L'émission des graviers avait totalement cessé.

CATARRHE DE LA VESSIE

Mlle R..., âgée de 19 ans, est malade depuis plusieurs mois et elle se plaint surtout d'une pesanteur douloureuse dans le bas-ventre. Elle est parfaitement réglée et ne souffre pas de leucorrhée.

Elle éprouve le besoin d'uriner environ toutes les heures, sans douleur lors de l'émission des urines qui sont pâles et laissent déposer une grande quantité de mucus.

La soif est très vive et pour la satisfaire Mlle R... est obligée de boire beaucoup.

L'analyse des urines ne dénote la présence ni de sucre, ni d'albumine.

A son départ de Sail, le 15 août, Mlle R... n'éprouve plus cette pénible pesanteur qui la gênait beaucoup et l'affectait encore davantage. Le fréquent besoin d'uriner a cessé et les urines sont claires et transparentes.

NÉVRALGIE SCIATIQUE

M. M..., cardeur de laine, âgé de 62 ans, souffre depuis une dizaine d'années de vives douleurs, avec alternative de rémission et d'exacerbation le long du trajet du nerf sciatique droit. Les souffrances ont produit chez ce malade un amaigrissement très marqué.

De nombreux traitements n'ont réussi qu'à le soulager pour quelques jours.

Une semaine après son arrivée à Sail, M. M... accuse une grande amélioration qui ne s'est pas démentie jusqu'à son départ. Après un séjour de 28 jours, nous le considérons comme guéri.

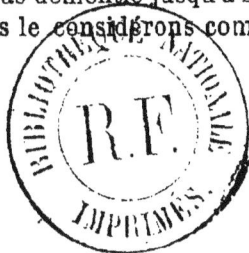

145

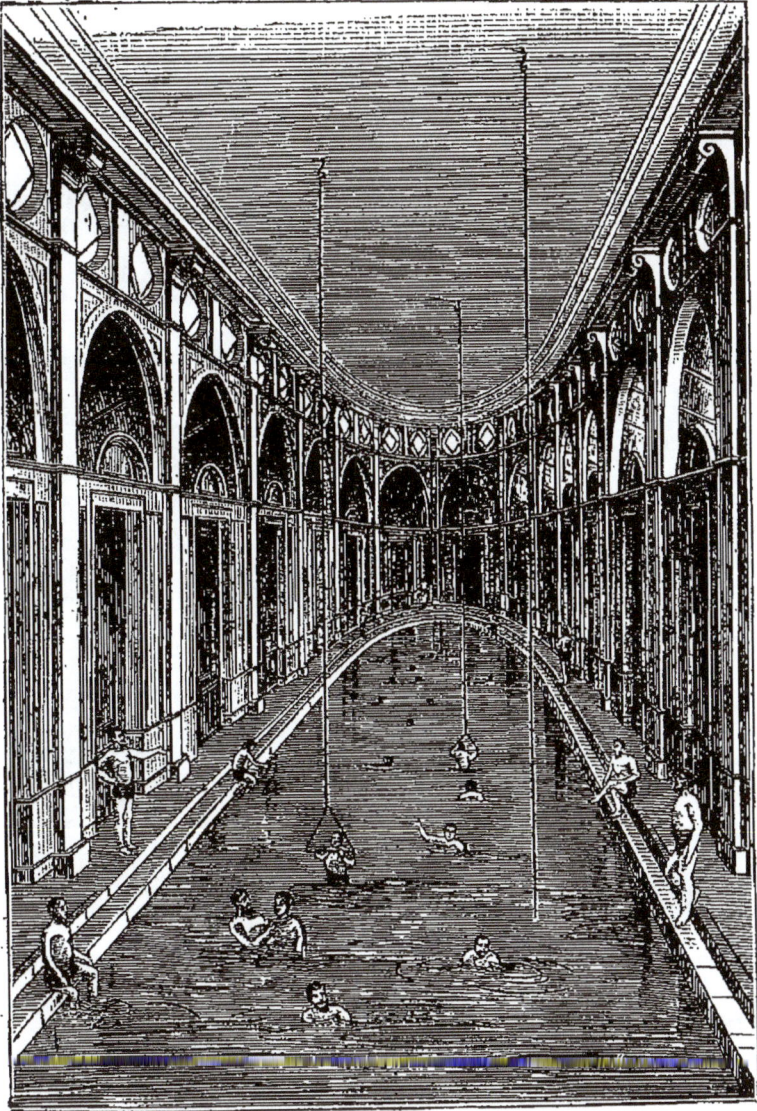

Vue intérieure de la Piscine

www.ingramcontent.com/pod-product-compliance
Lightning Source LLC
Chambersburg PA
CBHW071755200326
41520CB00013BA/3262